排泄ケアのプロフェッショナルを目ざす人のための
おまかせうんチッチ
MY own UNKO BOOK

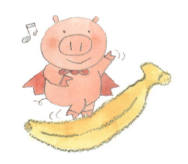

うんこ文化センター　おまかせうんチッチ
榊原　千秋
Sakakibara Chiaki

　「おまかせうんチッチ」は、排泄ケアそして便育の拠点です。「うんチッチ」とは、うんこと小さな子どもが「チッチ」というおしっこを合わせてつくった言葉、「便育」とは、気持ちよく排泄するための健康づくりのことです。

　「うんことおしっこのことならおまかせください」という気持ちを込め、地域の便育の拠点、そして排泄に関する相談・支援の場として「うんこ文化センター　おまかせうんチッチ」を創設しました。

赤ちゃんから高齢者まで
　　生まれてから最期の日まで
　　　病気や障がいがあっても
だれもが気持ちよく排泄できるようになることを目指しています。

mokuji

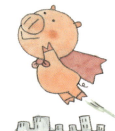

おまかせうんチッチ	3
自分の住むまちを元気にしよう	4
地域まるごとケア	4
POOマスターとは	5
人として人と出会う　work1	6
〇歳から100歳を超えるまでの便育	7
コンチネンスケア	8
排泄には基本的な日常生活動作が含まれる	10

Continence care 1
排便のケア

排便ケアの課題　work 2	12
蓄便・排便のメカニズム	13
排便姿勢	15
正常な排便	17
排便コントロール	18
便　秘	19
排便促進	22
食　事	25
生活習慣リズム	27
便秘解消マッサージ	28
便秘解消体操	29
排便のアセスメント	30
排便チェック表	31
排便チェック表の読み方・つけ方	32
排便改善までのプロトコル	34

Continence care 2
排尿のケア

排尿のメカニズム	38
下部尿路機能障害について	40
尿失禁のメカニズム	41
排尿日誌のつけ方・読み方	46
My own Unko Calender	48

おまかせうんチッチ

赤ちゃんから高齢者まで
病いや障がいがあっても
だれもが気持ちよく排泄できることを目指し
地域に便育の拠点をつくります

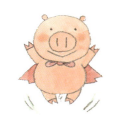

　おまかせうんチッチは、地域の便育の相談窓口となる事業と、排便ケアのプロフェッショナル「POOマスター」を養成する活動で、まさに「気持ちよく出すための排便ケアプログラム」です。

　誰もが気持ちよく排便できる、それをサポートするためには、食事・薬剤・福祉用具・精神的ケア・環境などを含む広い分野からのアプローチが求められます。そして、それを実践に結びつけるためには、排便ケアの「共通語」を持ったチームづくりがキーポイントになります。POOマスター養成研修会は、すべての人が気持ちよく排便できるようになるための知識や技術、相手にとって望ましいケアの選択方法を学ぶカリキュラムからなっています。

　このワークブックには「MY own UNKO BOOK」という副題が付いています。これをしっかりと使い込むことで、文字通りあなただけのオリジナルなワークブックになります。さらに、あなたの気づきをチームで共有し、チーム内で排泄に関する「共通語」を使って課題に取り組むことができれば、現場の力はより大きくなります。

　排泄は、誰にとってもとてもプライベートな行為です。ですから、あなたが出会った対象者の排泄の悩みに対して、まず他人事ではない「自分ごと」として共感し、ともに考え、悩み、課題を見つけていくことが重要です。排便状態が改善すると、食欲が出て栄養状態が改善し、ADL（日常生活動作）がよくなり、おむつや下剤の使用量が減るなど目に見える成果が期待できます。

　超高齢社会になり、薬に頼らない排泄、適切な排泄ケアに対するニーズがより一層高まっています。2016年度の診療報酬改定では、排尿自立指導料が新設されました。また2018年には、排泄に介護を必要とする特別養護老人ホーム等の入所者に対し、多職種が協働して支援計画を立て実践した場合、介護保険で、「排せつ支援加算」が算定できるようになりました。

　私たちは全国各地に、身近にPOOマスターがいる排泄総合相談の窓口「おまかせうんチッチ」を設置したいと考えています。なぜなら、さまざまな疾患に結びつく排泄問題は0歳から100歳を超える各年代にあり、すべての人にとって重要な健康課題だからです。

　排泄ケアには、医療、看護、ケアに限らず、幅広い地域包括的な要素が含まれているため、今後、地域包括ケアや在宅医療・介護連携推進事業などの効果的なツールとしてPOOマスターを活用していただけるよう、より深化していきたいと思います。

2019年8月

おまかせうんチッチ代表　榊原　千秋

自分の住むまちを元気にしよう

住み慣れた地域で暮らしつづけるために、わたしたちに何ができるか？

「ややのいえ」の理念 —— コミュニティスペース「ややのいえ」と（石川県）小松市のこころみ

■ **とことん当事者**・・・あくまでも当事者を中心に。
■ **人として出会う**・・・専門職としての自分ではなく、ひとりの人として出会うことからはじめます。
■ **自分ごとから考える**・・・排便ケアを受ける相手の気持ちや排便の悩みを、他人事（ひとごと）ではなく自分のこととして考え、共感できるコミュニケーション力をもちましょう。
■ **十位一体のネットワーク**・・・十人十色の対象者に個別の対応ができるように、ネットワークづくりをします。そのためには、在宅医療者や介護者を含めた地域住民社会を構成する分野（医療・福祉・教育・行政・法律・産業・経済・メディア・宗教・建築学など）が十位一体となって協働することが必要です。

　子どもも大人も高齢者も、病いや障がいをかかえていても、自分らしく主体的に暮らしていくことができるように、当事者の望みをまん中にして、その人や家族を含む地域の人たちと医療・保健・福祉をはじめ各分野で働く人たちが協働して助け合える仕組みをつくります。

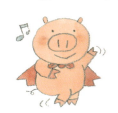

地域まるごとケア

目指したいのは、コミュニティヘルス

たとえ病いや障がいなどをかかえた状況にあっても、地域で暮らす一人ひとりが幸せと感じられ、誰もが最期まで暮らせるコミュニティヘルスのあるまちに！

しあわせのアイウエオ

ア　会いたい人に会いに行くことができる

イ　行きたいところに行くことができる

ウ　うれしいと思うことをすることができる

エ　選ぶことができる

オ　おいしいものを食べることができる

＋気持ちよく排便できる

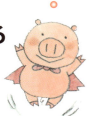

排泄ケアすべての前提は、気持ちよく排泄できることです。

POOマスターとは

　POOとは、「うんこ」のこと。そして、POOマスターとは、「うんこのことをマスターした人」のことです。0歳から100歳を超える高齢者まで、誰もが気持ちよく排便できる方法をマスターした人をさします。

　病院や介護施設、在宅ケアの現場では、3日間便が出なければ便秘と判断されて下剤が処方されているのが現状です。下剤がいったん処方されると腹痛や腹部膨満があっても、軟便が続いていても特に評価されることなく苦痛が継続していることもめずらしくありません。在宅ケアの現場では、訪問看護師が行う排便コントロールの大半が、摘便や浣腸や坐薬で、排便ケアの現状は、ケアによる苦痛があっても仕方がないという間違った認識が通用しています。

　そんな現状をどうにかしたいとはじめたのが、POOマスターという新たな排泄ケアの人材育成プログラムです。POOマスターになるために、「POOマスター養成研修会」を設けています。

POOマスター養成研修会の流れ

　POOマスター養成研修会は、ソフトシステムズメソドロジー（Soft Systems Methodology：SSM）という方法論に従って学んでいきます。その目的は、講座で学んだことを各人が自分の現場に持ち帰って、よりよい実践をする「排泄ケアの共通語」をもった多職種からなるチームづくりにあります。

SSMを用いた排便ケアシステムの改善プロセス

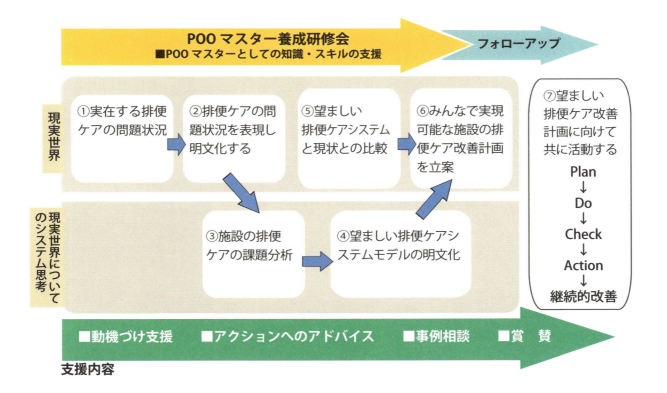

POOマスターのプログラムの概要

　連続した2日間のOFF-JTプログラム（Off on the Job Training：職場外訓練）を2回、1カ月のOJTプログラム（On the Job Training）を挟んで行います。

　1日目は、人として出会うための自己紹介からはじまります。自己紹介は、POOマスター養成研修会の主軸です。○○病院の看護師の○○さんといった専門職の枠を超えて、その人（対象者）と「人として出会う」ことで見えてくる世界が変わります。

　排泄ケアは、オムツ交換や浣腸や摘便といった直接的スキルを行う前に、その人のこれまでの排便習慣や排便の困りごとにどう自分で対処してきたのかといった情報収集やアセスメントが必要です。誰もが「下の世話にだけはなりたくない」と思うように、排便ケアを受ける側の覚悟や悩みを他人事ではなく自分ごととしてとらえて共感できるコミュニケーション力が求められます。

人として出会う

work1

- ■ わたしの名前は　　　　　　　　　　　　　　　　　　　○○です
- ■ わたしのことを　　　　　　　　　　　　　　　　○○と呼んでください
- ■ わたしの職場は　　　　　　　　　　　　　　　　　　　　　　です
- ■ わたしの職種は　　　　　　　　　　　　　　　　　　　　　　です
- ■ わたしの○○は　　　　　　　　　　　　　　　　　　　　　　です
- ■ わたしの○○は　　　　　　　　　　　　　　　　　　　　　　です
- ■ わたしの○○は　　　　　　　　　　　　　　　　　　　　　　です
- ■ わたしはこう見えても　　　　　　　　　　　　　　　　　　　です

0歳から100歳を超えるまでの便育

「便育」という言葉ははじめて聞かれるかもしれません。

江戸時代の学者、貝原益軒(かいばらえきけん)は当時としては大変長生きと言える84歳まで生きて、83歳の時に健康の指南書『養生訓(ようじょうくん)』を書いています。そのなかで、心が司るものとして「五官」を挙げています。五官とは視覚、聴覚、嗅覚、味覚、触覚のことで、五感に通じます。そして五官を五官たらしめるものを、排泄の「二便」と「洗身」とし、その重要性を説いています。

大便は大きな便り、小便は小さな便りと書きます。便育は、『うんこダスマン』(ほるぷ出版、2001)で有名な絵本作家の村上八千世さんが推奨してきた活動で、大便・小便をからだの調子を知らせるメッセンジャーとしてとらえるという考え方です。

大便は、食べること、寝ること、運動すること、こころの健康、薬など、生活習慣に影響を受けやすいことから、気持ちよく排便するための便育は、健康づくりに寄与することです。排便は、いい生活習慣や健康づくりの結果ともいえます。便育は、幸せになるための第一歩です。0歳から100歳を超えるまで、便育は健康づくりです。

大便＝大きな便り

小便＝小さな便り

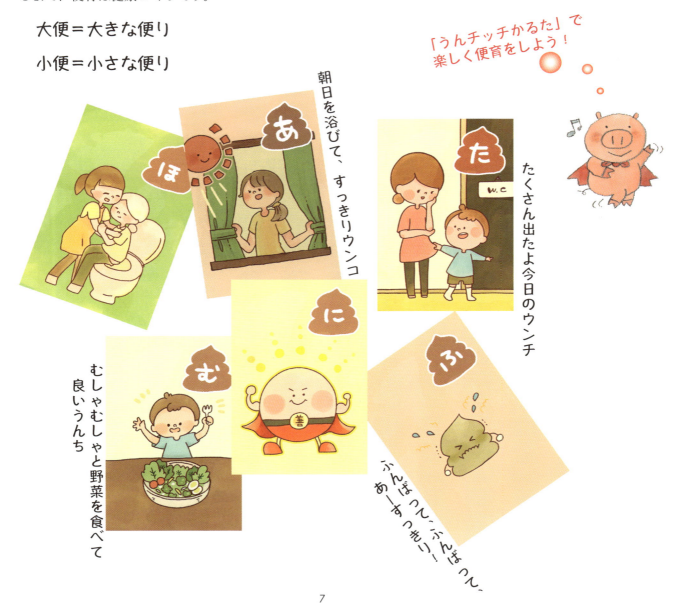

コンチネンスケア

コンチネンス（continence）とは・・・

コンチネンスとは、排泄のコントロールがついた状態をいいます。そして、コントロールがついた状態とは、

- 漏れずに、ある程度溜めておくことができ、一般に認められた方法で気持ちよく排泄できること。
- たとえ「漏れ」という障がいがあっても、支障なく日常生活を送ることができる状態、あるいは「漏れ」が問題にならない状態も含まれます。これを「ソーシャルコンチネンス」といいます。

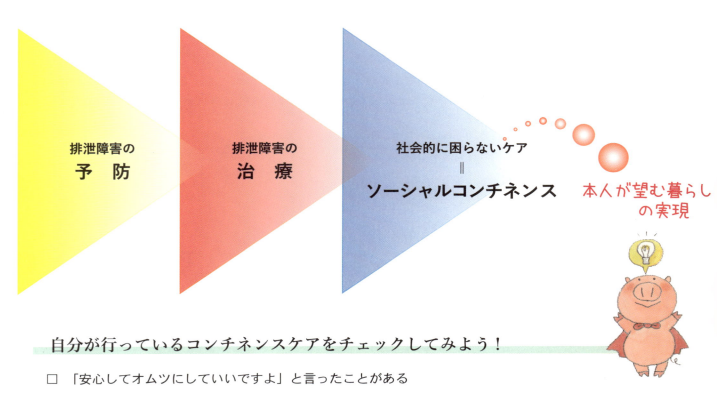

自分が行っているコンチネンスケアをチェックしてみよう！

- ☐ 「安心してオムツにしていいですよ」と言ったことがある
- ☐ 便失禁がある人には、治療をすすめている
- ☐ 担当している利用者の便秘のタイプが言える
- ☐ 自分自身、オムツを着けた経験がある
- ☐ 排泄時の音や臭いなど、プライバシーに配慮したケアをしている
- ☐ ３日間、便が出なければ下剤や浣腸の使用をすすめている
- ☐ 留置カテーテルやオムツを使用している理由が言える
- ☐ 排尿チェック表、排便チェック表をつけたことがある

コンチネンスケアは排泄の自立を支援するケアです

そのために必要なのは・・・
- 自分のこととして考える態度
- 当事者のニーズを理解しようとする態度
- あきらめないという態度
- 前向きな姿勢で、その人の強みを発見できるケア
- 明るい人柄、明るい態度、明るいケア
- 無いものを創りだそうとする自由な発想をもつこと――人材・用品・情報・ネットワークシステム・資源
- 排泄に対するタブーを取り除くこと

コンチネンスケアに必要なスキルとは・・・？

- **直接的スキル**
  安楽に気持ちよく、保清、排泄介助、オムツ交換、導尿、浣腸、摘便ができること。
- **アセスメントスキル**
  情報収集・情報整理・判断。
- **信頼を得るためのコミュニケーションスキル**
  共感できること。
  調整できること。

コンチネンスケアのチームアプローチに必要なことは・・・？

- ニーズ・目標の共有ができる
- ニーズに応じたチームをつくる

よい連携のために必要なこと〈共通語・判断能力・コーディネート能力〉
　①コンチネンスケアに必要な知識を共有すること。
　②共通の心構えをもつこと。
　③アセスメント、ケアの技量にすぐれていること。
　④他職種パートナーの性格や力量をよく知っていること。
　⑤チーム内で懐の深い、大人の議論ができること。

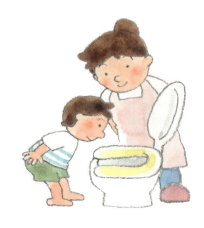

排泄には基本的な日常生活動作が含まれる

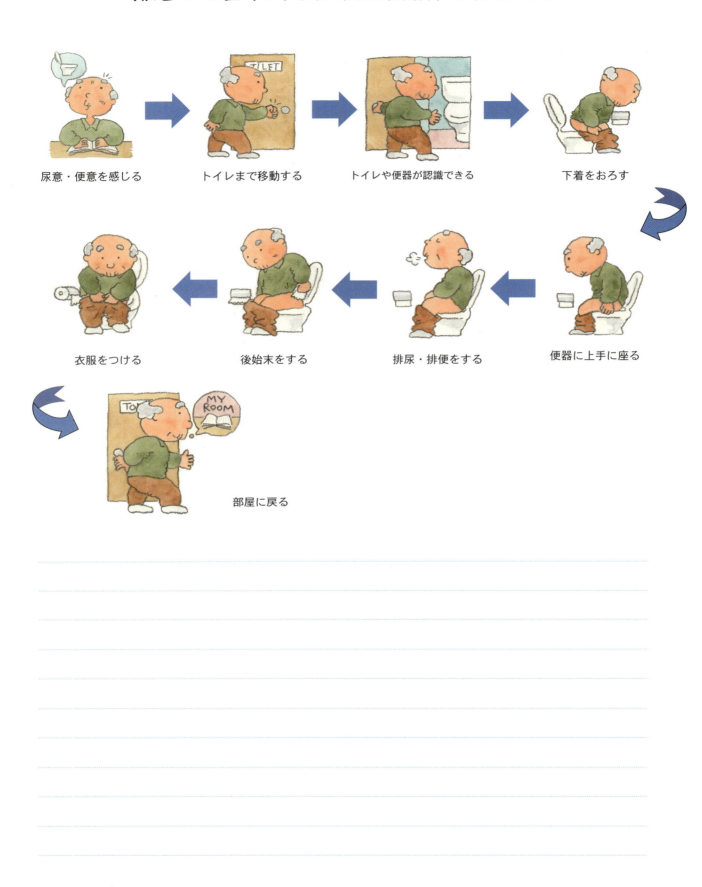

CONTINENCE CARE 1
排便のケア

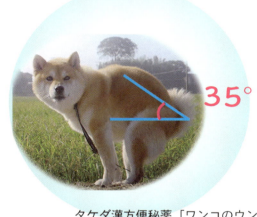

タケダ漢方便秘薬「ワンコのウンコ」より

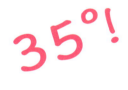

35°！

人間のウンコの姿勢もワンコのウンコの姿勢も、35°の前かがみがいいんだよ！

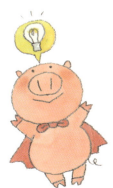
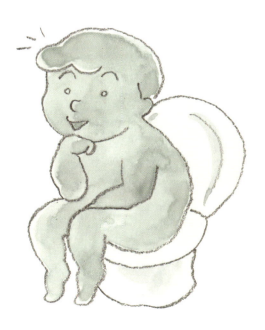

排便ケアの課題

work 2

排便ケアで困っていることを5つ記入してください。

-
-
-
-
-

日ごろ、排便ケアで気をつけていること、工夫していることを5つ記入してください。

-
-
-
-
-

蓄便・排便のメカニズム

便の形成（消化のメカニズム）

食べものが便になるまでの道のり

　口から食べものを食べて、それを排便するまでの時間は、個体差はありますが、だいたい24～72時間かかります。
　口内で噛み砕いて咀嚼した食べものは、胃・小腸・大腸を通過することで細かくなり、栄養素を吸収した後、不要なものを排泄します。

腸内ロードマップ

　胃では食べものをこねて胃液と混ぜ合わせて、ドロドロの粥状になったものを約5～8時間かけて分解し、小腸へ送ります。

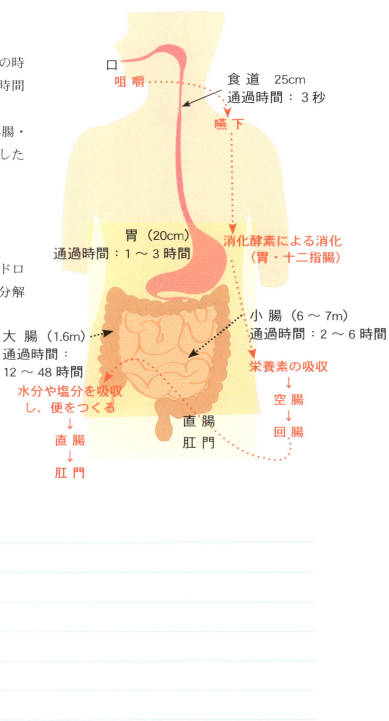

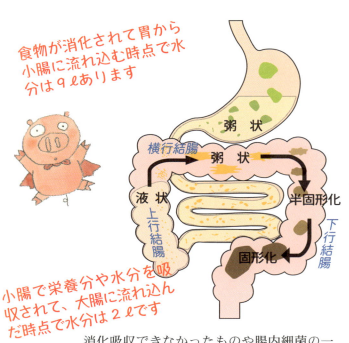

　消化吸収できなかったものや腸内細菌の一部が便として排泄されます。

直腸・肛門部の図解

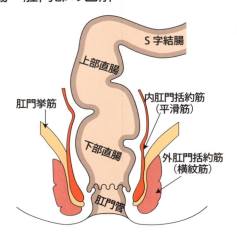

■ 肛門括約筋

・内肛門括約筋（平滑筋：平常時）
・外肛門括約筋（横紋筋：非常時）

蓄便のメカニズム ── 便を溜める

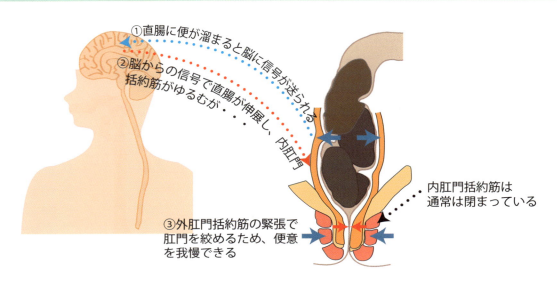

① 直腸に便が溜まると脳に信号が送られる
② 脳からの信号で直腸が伸展し、内肛門括約筋がゆるむが・・・
③ 外肛門括約筋の緊張で肛門を絞めるため、便意を我慢できる

内肛門括約筋は通常は閉まっている

排便のメカニズム ── 便を出す

排便時の協働運動

便を出す力＝排出力

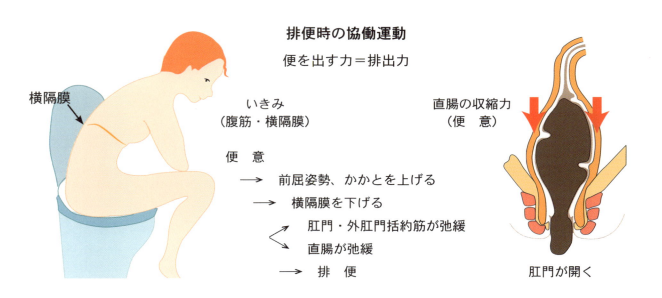

横隔膜

いきみ（腹筋・横隔膜）

便　意
→ 前屈姿勢、かかとを上げる
→ 横隔膜を下げる
→ 肛門・外肛門括約筋が弛緩
　　直腸が弛緩
→ 排　便

直腸の収縮力（便意）

肛門が開く

排便姿勢

正しい排便姿勢

骨盤底の上下に伴い、直角肛門角が変化することで、便の保持（蓄便）から排出（排便）を行う。

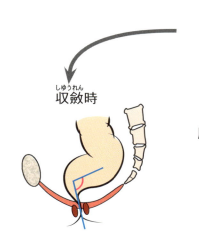
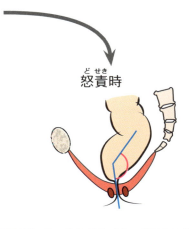
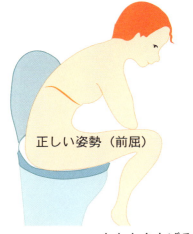

収斂時（肛門を締める）は、括約筋のはたらきで骨盤底筋が上昇する。
　直腸肛門角がきつくなることで、直腸内容（便）の流出を防ぐ。

怒責時（いきみ時）は、腹圧の作用で骨盤底筋が下降し、肛門は開く。
　直腸肛門角が直線化し、直腸内容（便）を排出しやすいようにする。

ウォシュレットの正しい使い方

- □ 水圧はできるだけ弱めに！
- □ 使用する時間は長くて5秒！
- □ ノズルを清潔に！
- □ 乾燥は控えめに、押さえ拭きで！

ウォシュレット症候群

　使いすぎると、痛み、かゆみ、出血などの症状が出てきて、肛門が狭くなります。これらを指して、ウォシュレット症候群といいます。

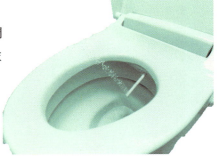

寝た姿勢での排泄　起きた姿勢での排泄

寝た姿勢での排泄

- **排便時**　直腸と肛門の角度（直腸肛門角）が直角になる。そのため、便を上げなければならないので出にくくなる。
- **排尿時**　尿道が水平になり、膀胱の伸縮が悪くなり尿が残る（残尿）。尿が出にくい姿勢である。

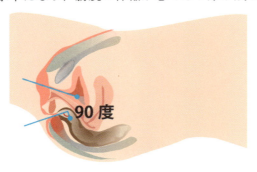

起きた姿勢での排泄

- **排便時**　直腸と肛門の角度（直腸肛門角）が120度以上になり肛門は下を向く。排便時には直腸も伸びる。そのため、排便しやすくなる。
- **排尿時**　尿道が直角になり、膀胱の伸縮が悪くても尿は残らない。尿が出やすい姿勢である。

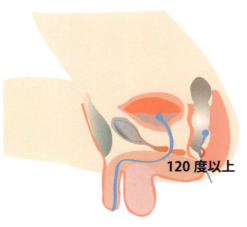

正常な排便

正常な排便とは？

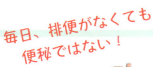
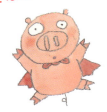

毎日、排便がなくても便秘ではない！

- ☐ 排便の回数：（1〜3回/1日）〜（3回/1週間）
- ☐ 1回の排便量：150〜200ｇ
- ☐ 摂取してから排便までの時間：24〜72時間
- ☐ 便中水分含有量：80％程度
- ☐ 形：バナナ状
- ☐ 便の色：黄褐色
- ☐ 便意を感じてから、排泄できる状態になるまで我慢できること

＊便意を感じ始めてから15分程度は感覚がある。それ以上は鈍磨する。

正常な排便のための機能

- ☐ 正しい姿勢がとれる
- ☐ 肛門から大脳、大脳から肛門への神経が正常に働く
- ☐ ある程度のいきみでスムーズに出せて、痛みがない
- ☐ 直腸に便を溜めることができる
- ☐ 腹腔内圧が上昇できる（腹膜の下降、骨盤底筋の支え）
- ☐ いきむことで肛門括約筋が弛緩し、腸の蠕動運動が活発になる
- ☐ 便を押し出そうと直腸が収縮できる
- ☐ 軟らかい便はあまりいきまずに出すことができる
- ☐ 排便完了後、肛門はパチッと閉じる

排便ケアの大切なポイント

- ☐ 正常を熟知し、大切にすること。
- ☐ 個別性にあわせてケアすること。
- ☐ 食事といっしょに考えること。
- ☐ 下剤に頼らないこと。
- ☐ 不快なケアはしないこと。

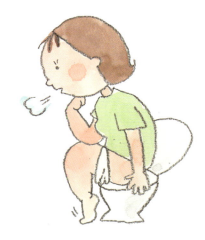

排便コントロール

ブリストルスケール（Bristol Stool Form Scale：便の性状）

1		コロコロ便 硬くてコロコロしたウサギの糞のような便
2		硬い便 ソーセージ状だが硬い便
3		やや硬い便 表面にひび割れがあるソーセージ状の便
4		普通便 表面がなめらかで柔らかいソーセージ状の便
5		やや軟らかい便 軟らかい半分固形状の便
6		泥状便 境界がはっきりしない不定形の泥状の便
7		水様便 水っぽく、固形物をあまり含まない液体状の便

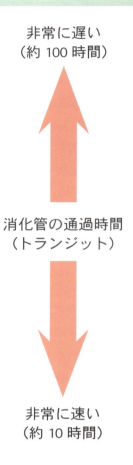

非常に遅い（約100時間）

消化管の通過時間（トランジット）

非常に速い（約10時間）

トランジットとアウトレット

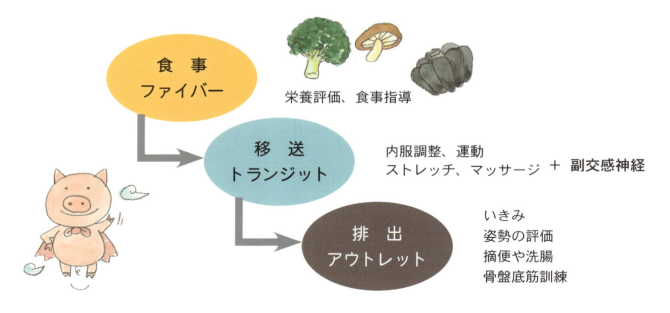

食事 ファイバー → 栄養評価、食事指導

移送 トランジット → 内服調整、運動 ストレッチ、マッサージ ＋ 副交感神経

排出 アウトレット → いきみ 姿勢の評価 摘便や洗腸 骨盤底筋訓練

便　　秘

便秘の定義

日本内科学会	3日以上排便がない状態、または毎日排便があっても残便感がある状態。
日本消化器病学会	排便が数日に1回程度に減少し、排便感覚が不規則で便の水分含有量が低下している状態（硬便）を指す。明確な定義があるわけではない。
日本大腸肛門病学会	若い人からご高齢の人まで、どの年齢層でもみられる排便の悩みの一つ。一般に男性より女性に多く、年齢的には60歳以上で便秘が増える傾向にある。
日本緩和医療学会	腸管内容物の通過が遅延・停滞し、排便に困難を伴う状態を指す。

（中島淳ら、Chronic constipation management）

慢性便秘症ガイドライン 2017	本来体外に排出すべき糞便を十分量かつ快適に排出できない状態。

（日本消化器病学会関連研究会　慢性便秘の診断・治療研究会）

便秘の分類

器質性	狭窄性	大腸がん・大腸憩室・虚血性腸炎・クローン病など		
	非狭窄性	排便回数減少		巨大結腸症
		排便困難	器質性便排出障害	直腸瘤・小腸瘤・S状結腸瘤・直腸内重積・巨大直腸症
機能性		排便回数減少	大腸通過遅延型	特発性（弛緩性） 症候性：便秘型 IBS（痙攣性）、甲状腺機能低下など 薬剤性：抗うつ剤・オピオイドなど
			大腸通過正常型	経口摂取不足 大腸通過時間検査での擬陽性など 硬便による排便困難・残便感（IBS-C）
		排便困難	機能性便排出障害	機能性便排出障害 骨盤底筋強調運動障害 腹圧（努責圧）低下 直腸知覚低下（直腸収縮力低下）

便失禁の定義

便失禁診療ガイドライン 2017	無意識または自分の意思に反して肛門から便（粘液を含む）が漏れる症状を「便失禁」と定義する。 無意識または自分の意思に反して肛門からガスが漏れる症状を「ガス失禁」と定義する。 「便失禁」と「ガス失禁」を合わせて「肛門失禁」と定義する。 頻度的には、過去1か月に1回以上。

（日本大腸肛門病学会）

ICI（国際失禁会議）	社会的または衛生的な問題となる不随意の漏れ。

（日本消化器病学会関連研究会　慢性便秘の診断・治療研究会）

便失禁の分類と嵌入便（かんにゅうべん）の対処

便失禁の種類	症　状	原　因
漏出性便失禁	便意を感じることなく、気付かないうちに便が漏れている。	内肛門括約筋の障害
		溢流性便失禁（糞便の直腸への嵌頓（かんとん））
切迫性便失禁	便意を感じるが、トイレまで我慢できずに漏れる	外肛門括約筋の障害
		直腸容量が小さい、直腸が過敏

■ 嵌入便による便失禁
- 寝たきりや極端に運動が少ない人の場合に起こりやすい。
- 止痢剤によってさらに悪化する。
- 便が詰まっていることが確認されたら、出し切る処置が必要。

■ 嵌入便の状態
- 直腸の下方に便がはまり込む。
- 肛門は伸展し、締まりがない。
- 下痢状の流動便。
- 便塊の隙間、直腸壁との間を伝って流れ落ちる。
- 便失禁状態。

■ 嵌入便の対処：定期的に出す
- 排便姿勢の確保。
- 便性を整えるための食事の管理。

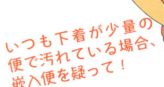
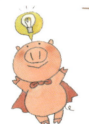

いつも下着が少量の便で汚れている場合、嵌入便を疑って！

便秘のケアプロトコル

参照：『高齢者の生活機能再獲得のためのプロトコール（連携と協働のために）』 2010、日本看護協会出版会

1. **便秘のタイプ**を明らかにする。　→　排便チェック表（排便周期、便の性状）
2. **排便時の姿勢**を整える（前傾姿勢・足底着）。
3. **直腸性便秘**のケア

    座薬、浣腸、摘便で便を取り除き、排便周期を確認する。直腸診で便（＋）ならば摘便、（－）ならば座薬や浣腸を使う。

4. **弛緩性便秘**のケア

    刺激性下剤と排便周期の確認。

    ビフィズス菌、オリゴ糖などを取り入れる。食事内容、プレバイオティックス、プロバイオティックス、シンバイオティックス（26ページ参照）、運動、マッサージなどの組み合わせで対処する。

5. **軟　便**　→　直腸診で嵌入便の有無を確認、緩下剤の見直し
6. 大腸がんなどの重大な病いの疑いがある出血を見逃さない。

Point 1：刺激性下剤・緩下剤の見直し

Point 2：多職種で関わること

POOマスターで注目する便秘の種類と診断

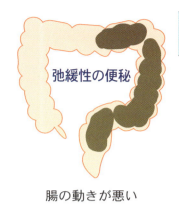

弛緩性便秘	座薬や浣腸に反応しない
	左下腹部、直腸に便がない

腸の動きが悪い

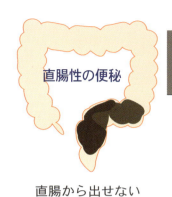

直腸性便秘	直腸に便がある（直腸診）
	座薬や浣腸に反応する
	刺激性下剤で下痢をする

直腸から出せない

下剤の乱用	下剤により下痢をする
	下剤に依存する

排便障害のアセスメント

病　歴	既往歴	妊娠・出産歴／婦人科疾患／更年期障害／骨盤内手術／神経疾患　膠原病／腰痛／甲状腺疾患／糖尿病／排尿障害／服用している薬
	現病歴	発病時期／きっかけ／具体的症状／頻度／困っていること
排便症状		排便日誌　／　食事日誌　／　症状についての質問（問診）
他症状	骨盤臓器下垂	膀胱瘤／子宮脱／直腸瘤
	排便症状	尿失禁／排尿困難
	他の疾患	神経疾患／その他の消化器疾患食欲不振／運動不足　など
身体所見		神経症状／腹部／陰部／骨盤底直腸・肛門機能／残便

便秘を起こす可能性のある薬剤

種　類	特　徴	商品名（例）
抗コリン剤	パーキンソン病治療薬、胃薬、過活動膀胱治療薬	アーテン、ブスコパン、バップフォー
抗うつ薬、抗不安薬、抗精神薬	うつ病・不安を取り除く	トリプタノール、デジレル、リスパダール
鎮咳剤	咳止め	リン酸コデイン、アスベリン
気管支拡張剤（β刺激薬）	喘息の治療	ベロテック
利尿剤	むくみをとる	アルダクトンA
筋弛緩薬	腰痛などに使われる	ミオナール
麻　薬	下剤と一緒に使われる	MSコンチン
パーキンソン病治療薬		ネオドパストン
降圧剤（Ca拮抗薬）	高齢者によく使われる	ワソラン
鉄　剤	便が黒くなることがある	フェロミア

排便促進

下剤の種類と効果

便秘薬物の分類	便秘薬物の種類	販売名	注意事項	効果など
①プロバイオティクス	①乳酸菌	ラックB〈乳酸〉	腸内環境を善玉菌にいい環境にする。単剤もしくは多剤で、症状が改善する。	アレルギーなど無ければまずは試してもいいと思われる。
	②ビフィズス菌	ビオフェルミン〈乳酸＋酢酸〉		
	③酪酸菌	ミヤBM〈酪酸〉		
②膨張性下剤	ポリカルボフィルカルシウム	ポリフル コロネル	ゲル化して膨潤することから、腹部膨満感や腹痛等の副作用があり、術後イレウスの患者さんには投与禁忌。	腸管内の水分を吸収するので、下痢を改善し、便秘のときには便の容量を増大させて、排便を促す。このため、過敏性腸症候群に適応あり。
③浸透圧性下剤	①塩類下剤(Mg製剤)	酸化マグネシウム（日常的によく使用されている。高Mg血症に注意）	腸内で水分泌を引き起こすことで便回数を増加させる。耐性は認めない。	硬便に伴う慢性便秘(NTC)で効果がある。
	②糖類下剤	ラグノスNFゼリー モニラックシロップ（適応追加され新発売。小児にも使用できる）		
④刺激性下剤	①アントラキノン系	センノシド	メラノーシスを起こすのは、アントラキノン系（センノシド、アローゼン、大黄配合、アロエなど）。ジフェニール系はメラノーシスは起こしにくく、連用による耐性も生じにくい印象がある。	腸内細菌や酵素により加水分解され活性体となる。大腸の筋層間神経叢に作用し大蠕動を促進させる。短期間もしくは屯用で使用するのが正しい。
	②ジフェニール系	ビザコジル（習慣性、耐性に注意。メラノーシス） ピコスルファートNa（習慣性・耐性が少ないとされる）		
⑤上皮機能変容薬	①ルビプロストン	アミティーザ（開始直後の嘔気に注意。妊婦に禁忌）	小腸のクロライドチャンネルに直接もしくは間接的に作用し、水分を分泌する。リナクロチドは臨床試験で、食後投与で下痢が多かったため、食前投与になっている。	硬便に伴う慢性便秘で効果がある。腸管分泌促進作用、小腸輸送能促進作用、大腸痛覚過敏改善作用を示す。腹痛などを伴うものはリンゼスを考慮。
	②リナクロチド	リンゼス（腹部症状のあるもの(IBS)、慢性便秘に適応）		
⑥消化管運動賦活薬	モサプリド	ガスモチン（便秘の適応はなし）	便秘型過敏性腸症候群で症状を改善との報告。直腸の収縮及び直腸内圧の上昇。	
⑦漢方薬	潤腸湯・麻子仁丸・大黄甘草湯・大建中湯・桂枝加芍薬「大黄」湯など		大黄はアントラキノン系であること、甘草は偽性アルドステロン症のリスクがある事などに注意。	
⑧新規便秘薬	①胆汁酸トランスポーター阻害薬（エロビキシバット）	グーフィス（5月から長期処方が可能になりました）	胆汁酸吸収を阻害し、水分分泌と大腸の運動亢進（他の薬は軟便化してボリュームを増やす事で蠕動が改善する）。直腸の感覚を改善する効果がある可能性。	腸管の動きの悪い慢性便秘(STC)に対しての効果が期待される。症例によっては即効性もあり。
	②ポリエチレングリコール(PEG)	モビコール（今は1度に2週間分しか処方できない）	特殊組成電解質で、水溶液が機械的に腸管内を洗浄。日本では、以前より大腸カメラの前処置で使用されており、安全性が高い。	慢性便秘症に対して、アメリカで一番使用されている。浸透圧性下剤のエビデンスレベルのもと。

塩類下剤と刺激性下剤の特徴

分類		一般名	商品名	作用時間
塩類下剤		塩化マグネシウム	カマ	2〜3
			マグミット	2〜3
			マグラックス	2〜3
刺激性下剤	アントラキノン系	センナ	アローゼン	8〜12
			プルゼニド	8〜13
		ダイオウ	大建中湯	8〜14
			セチロ	8〜15
	ジフェニルメタン系	ピコスルファートナトリウム	ラキソベロン	8〜17
		ビサコジル	コーラック	8〜18

塩類下剤

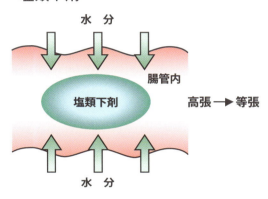

刺激性下剤

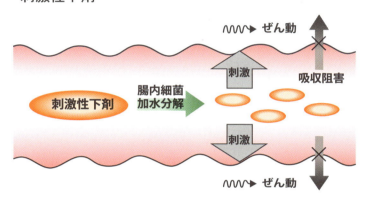

■塩類下剤は大腸における水分の吸収を抑制し、便を軟化する。

■刺激性下剤は大腸の動きを亢進させ、便の移動を速くする。

下剤は、効果が現れるまで時間がかかる！

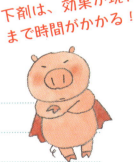

人為的排便促進の種類と対象者

排便促進の種類	対象となる人／ケース
洗浄便座の刺激	肛門に洗浄水をきちんと当てることができる人
	巨大直腸化していない人
会陰・直腸の圧迫	直腸瘤があり、排便時に出しにくい女性
摘便	直腸に便が降りていて、自力で出せない人
	肛門が開く人
	痔からの出血がひどくない人
浣腸	直腸まで便が降りている人
	浣腸液が入ること
洗腸	座位姿勢がとれる人
	難治性の便秘、排便困難な人
	巨大結腸
	腸に器質的疾患がない人

摘便の方法

- 指の挿入はやさしく、ゆっくりと行う。
- 人差し指の腹側で、肛門を背側（仙骨の方）に押す。
- 便をかき出すのではなく、指を引き抜くとともに滑らせる要領で、便は指の背に載せる。
- 大きなかたまり（便塊）は崩す。
- 便が柔らかなときは、無理に摘便せずに洗腸をためす。

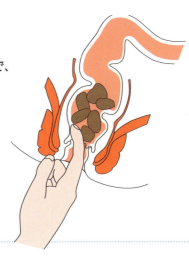

食事

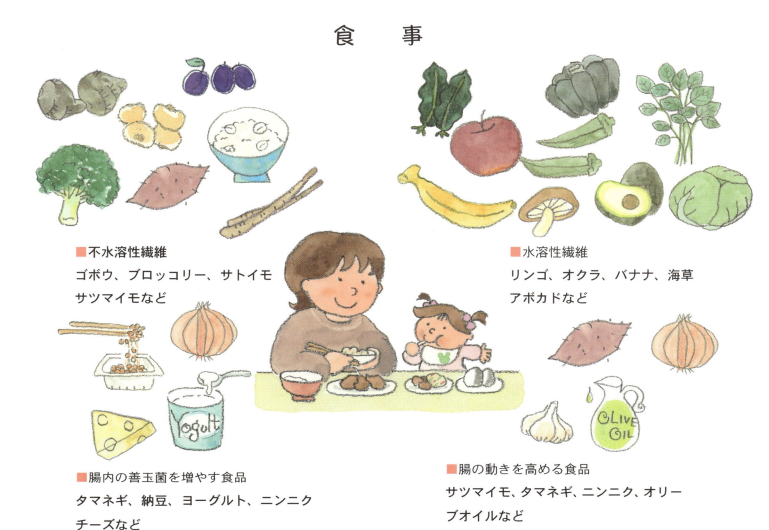

■不水溶性繊維
ゴボウ、ブロッコリー、サトイモ
サツマイモなど

■水溶性繊維
リンゴ、オクラ、バナナ、海草
アボカドなど

■腸内の善玉菌を増やす食品
タマネギ、納豆、ヨーグルト、ニンニク
チーズなど

■腸の動きを高める食品
サツマイモ、タマネギ、ニンニク、オリーブオイルなど

ネバネバがお腹にいい！

　ネバネバ、ヌルヌルがある食材は、お腹の健康に効果的です。納豆とオクラを茹でて刻んで混ぜたり、モロヘイヤともずくでスープを作ったり、ためしてみてください。まぜまぜするだけのお料理。小さな子どもも喜んでお手伝いしてくれますよ！

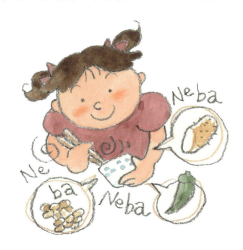

あなたのまちのオススメネバネバ料理、教えてください。

腸内フローラ—乳酸菌の機能と作用

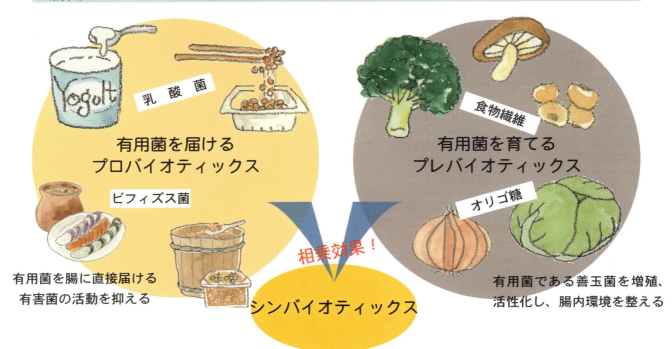

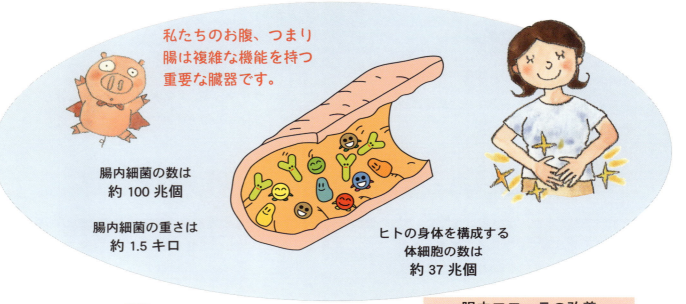

生活習慣リズム

副交感神経を優位にする生活習慣リズムを身につける

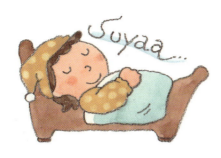

■睡　眠

毎日6時間以上、睡眠をとりましょう。

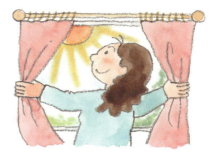

■起　床

毎朝6〜7時台の朝日を浴びましょう。

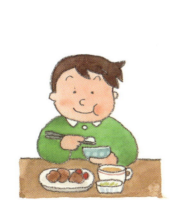

■食　事

一定の時間に食事をとりましょう。

■運　動

毎日30分以上運動しましょう。

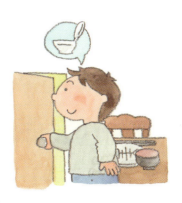

■排　便

食事の後は絶好のウンコタイムです！

便秘解消マッサージ

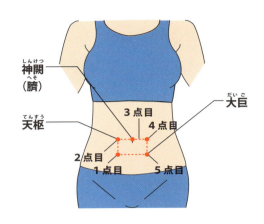
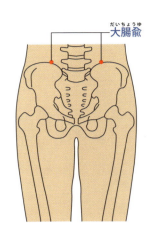

- ■ **神闕**（ヘソの中央）を、1日1回、食後1時間くらいあけて、ホットパックや使い捨てカイロなどで15分ほど温める。
- ■ **天枢**（ヘソの真横6センチくらいのところ）をヘソを中心にして、両手を重ね合わせて回す。便意を催すまでつづける。
- ■ **大腸兪**（背部：左右骨盤のもっとも高いところを結んで、脊柱から指幅1本ほど離れた点）に拳をあててグリグリと押す。排便前に行う。

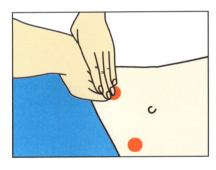
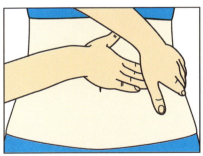
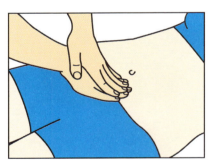

① 両手を重ねて、腹部の図1点目と5点目のツボ（大巨）を、重ね合わせた上の手でゆっくりと、相手が気持ちよいと感じる程度（皮膚が2、3センチへこむくらい）の力で押す。

② 片方の手で、腹部の図2点目のツボ（天枢）を押さえながら、もう片方の手で横腹を腹側に引き寄せるようにして（腸の流れを考えて、脇から刺激するように引き寄せる感じ）、2点同時に刺激する。4点目も同様に行う。

③ 腹部の図の3点目はヘソの少し横で、①と同じように押さえて刺激する。

便秘解消体操

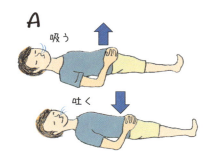

A
①床にまっすぐ寝て、全身の力を抜いて、足を肩幅に開きます。
②鼻から大きく息を吸い込みましょう。
③ゆっくりと息を吐いてお腹を引っ込めましょう。

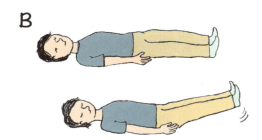

B　腹筋を鍛える
①全身の力を抜いて床にまっすぐ寝ます。
②ゆっくりと息を吐きながら足をあげます。
③息を吸いながらゆっくりと元の姿勢に戻ります。
④この動作を数回、繰り返しましょう。

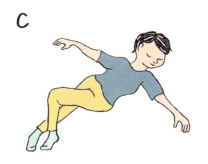

C　体をひねる
①床に寝て、両手をゆったりと広げます。
②顔を左に向けると同時に左足を軽く曲げて、右足にかけて体をねじります。心地よく感じられる程度のひねりを入れます。
③逆の方向にもひねります。
④この動作を数回、繰り返しましょう。

骨盤底筋体操D（43ページ）のように、腰を床から上げるのも、腹筋を鍛えられて効果的！

排便のアセスメント

排便のアセスメント方法

問　診	主訴・排便習慣・排便状態・これまでの対処法を知る
排便チェック表	便の性状と量・排便周期・治療やケアの効果を知る
食事日誌	食事の内容と量、排便の関連を知る
観察・直腸内診	排便障害のタイプと原因を把握する
薬　歴	下剤の活用の状態と、副作用による排便障害の可能性を知る

排便チェック表の目的

□排便周期を知る　→　排便周期がわかると・・・下剤を飲むタイミングがわかる！
□排便障害のタイプを推測する。
□下剤やケアの効果を評価する。
□患者が自分の状態に気づき、動機づけや自己効力感をもつことにつながる。

排便チェック表の記録の仕方

便の性状	ブリストルスケールの番号（18ページ参照）を記載する
便の量	施設で統一した基準を設ける！（例・32ページ図）
排便時間	その人の出やすい時間を把握できるように
失禁の有無	失禁の仕方によっても、排便障害を推測できる
随伴症状	腹痛を伴うなら、下剤の量が多いのでは
排便の方法	トイレ・摘便などを記載
誘導の有無	どのようなタイミングで誘導しているか
下剤の種類と量	緩下剤・刺激性下剤・整腸剤など
下剤の投与時間	飲んだ下剤の有効性を知るため

便の性状に注目する

□便の性状は病態解明の手がかりとなる。
□便が緩い場合は管理がより困難。
□硬い便は排便困難の存在を示唆している。
□出血について必ず尋ねる必要がある。
□出血は痔からと決め付けてはいけない。
　＊消化器がんの疑いがあるので、検査のできる病院を受診する。

排便チェック表

氏名 _____ 性別：男　女　　年齢 _____

本人の主訴 _____

家族や介護スタッフが困っていること _____

対処方法 _____

疾患名 _____ 認知症：有　無

内服薬 _____

主　食：米飯・五分粥・全粥・ミキサー　　副　菜：きざみ・ミキサー　　経管栄養：____ml

排便方法：　トイレ　／　Ｐトイレ　／　オムツ　　その他

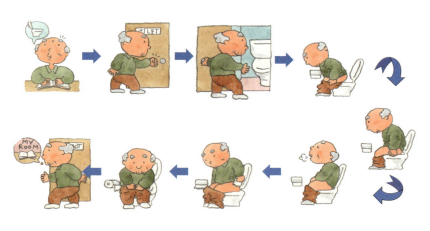

排泄に伴う一連の行動（ADL）ができていますか？

①尿意・便意を感じる。
②トイレまで移動する。
③トイレや便器が認識できる。
④下着をおろす。
⑤便器に上手に座る。
⑥排尿・排便をする。
⑦後始末をする。
⑨衣服をつける。
⑩部屋に戻る。

月日	時	便の性状	便の量	下剤・座薬・浣腸・摘便等 処置内容	食事・水分・生活状況・特記事項
5月1日		1　2　**3　4　5**　6　7	1　2　3　4　**5**　6		
5月2日		1　2　**3　4　5**　6　7	1　2　3　4　**5**　6		
5月3日		1　2　**3　4　5**　6　7	1　2　3　4　**5**　6		
5月4日		1　2　**3　4　5**　6　7	1　2　3　4　**5**　6		
5月5日		1　2　**3　4　5**　6　7	1　2　3　4　**5**　6		
5月6日		1　2　**3　4　5**　6　7	1　2　3　4　**5**　6		
5月7日		1　2　**3　4　5**　6　7	1　2　3　4　**5**　6		
5月8日		1　2　**3　4　5**　6　7	1　2　3　4　**5**　6		
5月9日		1　2　**3　4　5**　6　7	1　2　3　4　**5**　6		
5月10日		1　2　**3　4　5**　6　7	1　2　3　4　**5**　6		
5月11日		1　2　**3　4　5**　6　7	1　2　3　4　**5**　6		
5月12日		1　2　**3　4　5**　6　7	1　2　3　4　**5**　6		
5月13日		1　2　**3　4　5**　6　7	1　2　3　4　**5**　6		
5月14日		1　2　**3　4　5**　6　7	1　2　3　4　**5**　6		
5月15日		1　2　**3　4　5**　6　7	1　2　3　4　**5**　6		
5月16日		1　2　**3　4　5**　6　7	1　2　3　4　**5**　6		

便が出ない日も月日を記入し、排便周期を確認しよう！

便の量　　1：付着程度　2：うさぎ糞位　3：うずら卵位　4：鶏卵位　5：バナナ1本くらい　6：バナナ1本以上
＊表内の塗りは適切な便の性状と量を表す

排便チェック表の読み方・つけ方

施設内の表記を統一する‥2つのスケールを使って

ブリストル便性スケール（便の性状）

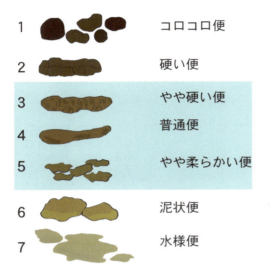

1 コロコロ便
2 硬い便
3 やや硬い便
4 普通便
5 やや柔らかい便
6 泥状便
7 水様便

＊表内の塗りは適切な便の性状を表す

便量スケール

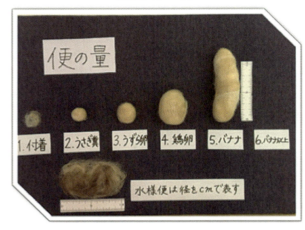

記入例）「普通便―バナナ大」の場合、「4―4」

排便日誌の読み方

☐ 便性を見て、1・2は硬便、3・4・5は普通便、6・7は軟便。
☐ 最初に1が出て7で終わる便は直腸に詰まっている可能性がある。あるいは下剤の乱用を考える。
☐ 数日、排便がなくても4が出れば問題ない。
☐ 下剤を服用し便が出た日と、次に出た日の間隔が周期と考える
☐ 寝たきりで7が少量付く場合は嵌入便を予測する。

排便周期を確認する

月日時間	便性	便量	備考
5月1日	1 2 3 4 5 6 7	1 2 3 4 5 6	シンラック10滴
2日	1 2 3 4 5 6 7	1 2 3 4 5 6	シンラック10滴
3日	1 2 3 4 5 6 7	1 2 3 4 5 6	シンラック20滴
4日2時	①2 3 4 5 6 ⑦	1 2 3 4 5 ⑥	
5日	1 2 3 4 5 6 7	1 2 3 4 5 6	
6日	1 2 3 4 5 6 7	1 2 3 4 5 6	
7日	1 2 3 4 5 6 7	1 2 3 4 5 6	シンラック5滴
8日8時	1 2 3 4 ⑤ 6 7	1 2 3 4 ⑤ 6	
9日	1 2 3 4 5 6 7	1 2 3 4 5 6	

排便周期 4日

☐ 排便周期とは？
　1回目の便が出て、次に便が出るまでの日数
☐ 排便周期の確認の仕方
　左の表では「4日目に1⇒7の性状の便が多量に出た」「8日目に5の性状の便が中等量出た」ため、排便周期は「4日」とわかります。
☐ 排便周期の確認の仕方、排便周期を知ることで、下剤を飲むタイミングがわかります。

排便日誌を活用する上での留意点

■**記録に抜けがないようにする。**

■**チーム全員が、排便日誌の目的を理解する** —— チームで記録する場合は、担当が変わっても記入漏れがないように、全員が排便日誌の目的と意味を理解する必要があります。

■**排便日誌をつけたら必ずアセスメントし、排便ケアの改善の計画を立てる。**

■**排便ケア改善の計画は、多職種チームで行う** —— 排便ケア改善の計画を立てるためには、医師、看護師、食事を考える栄養士、薬剤師、理学療法士、作業療法士など、多職種でチームをつくり多角的に考えます。そのチームメンバー全員が排便日誌を資料として、プランを検討していきます。

■**排便周期の記録期間** —— 最低２週間から１カ月以上（排便周期が確認できるまで！）。

■**排便周期は個人差がある** ——「３・４・５」の性状の便が気持ちよく出る日数が「排便周期」です。毎日、排便がでなくても、「３・４・５」の便が気持ちよく出ていれば、便秘とは考えません。「１週間に一度、バナナ大の便が気持ちよく出る」という人の場合、排便周期は「７日」であり、便秘ではありません。

■**ケアの方法を統一する** ——「下剤をたくさん使っている」「下剤や浣腸、座薬など処置がころころ変わる」という場合、どの処置が効果があったのかわかりません。下剤の使い方を確認した上で（**アセスメント**）、処置を統一し（**ケアの選択**）、その方法が適切であったかどうかを再評価します（**再アセスメント**）。

アセスメントができる排便日誌のつけ方

☐１つの処置を続けてみて、効果があるかどうかを排便日誌と本人の満足度から考える。

☐下剤は使い方の原則に基づき使用する。

☐腹部の状態を観察することは、重要な情報である。

☐肛門部、骨盤底筋など、陰部の確認も欠かせない。

排便日誌に食事内容を追加、記録する

月日	時	便の性状	便の量	下剤・座薬・浣腸・摘便等 処置内容	食　事		
					朝	昼	夕
5月1日		1 2 3 4 5 6 7	1 2 3 4 5 6				
5月2日		1 2 3 4 5 6 7	1 2 3 4 5 6				
5月3日		1 2 3 4 5 6 7	1 2 3 4 5 6				
5月4日		1 2 3 4 5 6 7	1 2 3 4 5 6				
5月5日		1 2 3 4 5 6 7	1 2 3 4 5 6				
5月6日		1 2 3 4 5 6 7	1 2 3 4 5 6				
5月7日		1 2 3 4 5 6 7	1 2 3 4 5 6				
5月8日		1 2 3 4 5 6 7	1 2 3 4 5 6				

排便日誌に、食事日誌を追加したり併用すると効果的です。

排便改善までのプロトコル

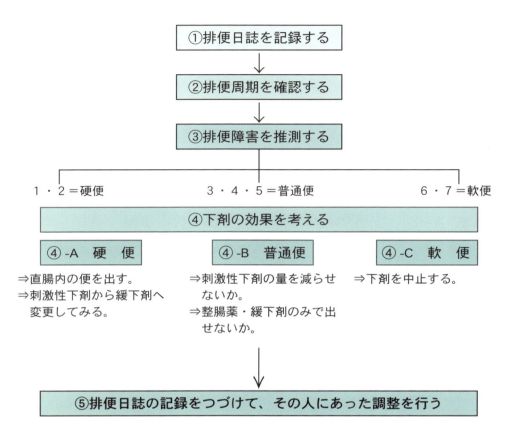

便秘とは？

便秘とは「排便回数が少なくなり、硬い便を出す」のに苦労する状態です。

- **一般的に「3日以上排便がないことを便秘」と考えがちですが、排便周期は人によって異なるため単に日数だけで、便秘か否かを判断できない。**
- **大事なのは「便の性状」。**

便秘の種類　弛緩性便秘と直腸性便秘

- **弛緩性便秘**

　腸の動きが悪いので、求められるのは「腸の動きを良くすること」です。
　薬剤は、まず緩下剤、次に、腸刺激性下剤を使用します。

- **直腸性便秘**

　腸の動きはよく、直腸まで便が下りてくるが出せない状態なので、求められるのは「直腸まで下りてきた便を定期的に出すこと」です。直腸内に便が下りていない場合は、座薬や浣腸を使用します。

普通便の対応

■普通便は、ブリストルスケール「3・4・5」の便である

■便が気持ちよく出ているのなら、あえて現在行っているケアを変更する必要はない

　下剤の内容を確認し、下剤調整の原則に基づき、見直すことは必要です。

　例）現在、刺激性下剤を使用⇒その量を減らせないか。緩下剤や整腸薬変更できないか、など。

　ただ、排便周期に合わせて下剤を飲んでいるかなど、下剤調整の原則に基づき、見直すことは必要です。例えば、刺激性下剤を使用しているのならば、その量を減らしたり、緩下剤や整腸薬だけで便がでないか、など考えてみてもよいかもしれません。

下痢とは？

下痢とは便の水分が多くなった状態で、腸の通過時間が速く、吸収できないときに生じます。

■ブリストルスケールの6〜7にあたる

　6⇒「泥状便＝便中の水分が90％以上」　／　7⇒「水様便＝便中の水分が100％近く」

■急性と慢性に分類される。それぞれの対応が異なるため、原因を明らかにし対応策を選択する

下痢の種類　急性と慢性

■急性の下痢　感染性と非感染性を考える

　・感染性は、腹痛・発熱・嘔吐・血便を伴います。

　・非感染性は、食あたりや飲みすぎを考えます。

■慢性の下痢　3週間以上下痢が続く状態

　・疾患に大腸がんがあったり、下痢を副作用にもつ薬（下剤も含め）を使用している場合が考えられます。

　・経管栄養によって、下痢になっている可能性も考えます。

下痢への対応

■脱水の防止　下痢が続くと脱水を引き起こすリスクが高まる

　⇒　温かい白湯・番茶・電解質の入った飲み物を少量ずつ摂るようにします。

　⇒　点滴が必要な場合もあります。

■全身状態の管理

　長期の下痢では低栄養になる可能性があります。できるだけ消化がよく、栄養価の高い食品を提供します。

■スキントラブルの予防

■原因への対処

　急性の下痢で症状が重い場合、速やかに原因菌を特定し抗生剤を投与します。

note

```
┌─────────────────────────────┐
│ CONTINENCE CARE 2           │
│ 排尿のケア                    │
└─────────────────────────────┘
```

立ちションのススメ
いま、立ちションができない子
が増えています。
男の子は立ちションがいいよ！

排尿のメカニズム

泌尿器の仕組み

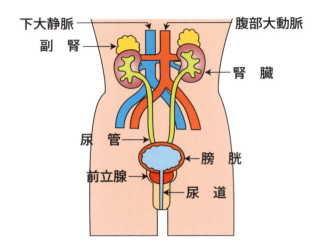

正常な蓄尿・排尿

■**尿意がわかる**
- 100〜150mlで尿意を感じる（初発尿意）
- 300〜500mlまで十分に尿を溜められる（最大尿意）
- 最大尿意でも、尿はある程度我慢できる（失禁しない）

■**蓄尿ができる**
- 通常300〜500mlの尿を溜められる
- 尿は漏れない（尿失禁はない）

■**排尿ができる**
- 随意的に排尿を開始できる
- 勢いよく排尿し、残尿がない

正常な排尿とは？

- ☐ 尿意を感じてから30分から1時間は待てる
- ☐ 出したい時に出せる
- ☐ 200〜500mlの尿を30秒以内に出せる
- ☐ 出す時に痛みはない
- ☐ 尿の色は透明から麦わら色で混濁がなく無菌
- ☐ 臭いは悪臭、刺激臭はない
- ☐ 残尿がない
- ☐ 日中4回〜7回
- ☐ 夜間1回以下

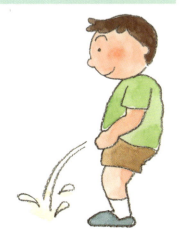

正常な下部尿路機能のキーワード

■低圧で蓄尿　低圧で排尿

高圧蓄尿、高圧排尿は、
- 膀胱への尿の流入が障害されて、腎機能障害を起こしやすくなります。
- 高圧では、膀胱粘膜の防御因子が破壊されて、尿路感染を起こしやすくなります。尿路感染は腎機能障害を起こします。

腎機能の荒廃を引き起こすことは、もっとも避けるべきこと！

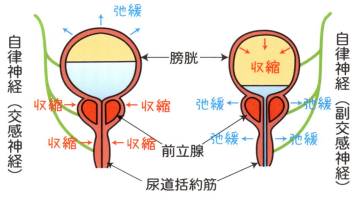

■排尿のメカニズムと自律神経
- 交感神経（活動神経）・・・蓄尿
  （排尿筋弛緩・膀胱括約筋収縮）

- 副交感神経（休息神経）・・・排尿
  （排尿筋収縮・膀胱括約筋弛緩）

下部尿路機能障害について

排尿障害の種類

■尿失禁　　■排尿困難　　■頻　尿

排尿に必要な機能と障害

■運動機能・・移動や更衣などのADL（日常生活動作）
・トイレまで移動する。
・下着の前を開けてあるいはおろして、立ってあるいは座って排尿する。

■判断力・・尿意や便意を判断する大脳機能
・尿意を感じる。
・トイレの場所がわかって移動できる。

■泌尿器の障害（膀胱・尿道機能障害）
　　・・大脳から脊髄を経て末梢神経に至る神経系支配
○蓄尿障害 ── 頻尿・腹圧性尿失禁・切迫性尿失禁・過活動膀胱。
○排尿障害 ── 頻尿・溢流性尿失禁。

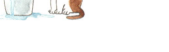

排尿障害を起こす可能性のある疾患

■排尿困難・溢流性(いつりゅうせい)尿失禁・頻尿
骨盤内のがん・神経性疾患・脊髄損傷・糖尿病・前立腺肥大・子宮脱・高度の膀胱瘤

■切迫性尿失禁・頻尿
膀胱炎・脳梗塞・パーキンソン病・膀胱結石

■腹圧性尿失禁
出産経験・肥満

症状により障害が推測される

排尿障害	蓄尿障害
排尿時間が長い	頻　尿
排尿開始まで時間がかかる	尿意切迫感
残尿感	尿失禁
キレが悪い	夜間頻尿
排尿中途切れる	
腹圧排尿	
尿路閉塞	

尿失禁のメカニズム

骨盤底筋群の緩み

　骨盤底筋とは、骨盤の底（下部）にある筋肉の総称で、骨盤内臓器を下から支え、排尿、排便をコントロールする役割を担っています。骨盤底筋群（ハンモックの部分）がゆるむと、膀胱や尿道がぐらぐらして尿が漏れやすくなります。

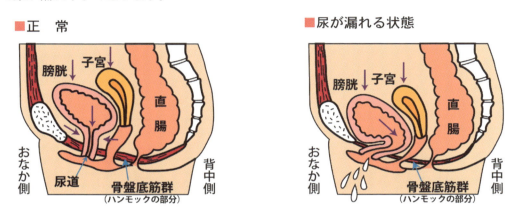

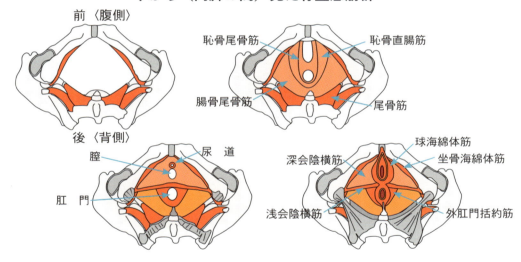

尿失禁のタイプ

- ■ **腹圧性尿失禁**：くしゃみや咳、大笑い、重いものを持ち上げたり、小走りした時などのように、お腹に力がかかった時に思わず漏れてしまうタイプで、出産の経験がある人・肥満気味の人・更年期以降の女性に多くみられます。
- ■ **切迫性尿失禁**：「トイレに行きたいな」と思ったらすぐにトイレに行かないと漏れてしまうタイプ。
- ■ **混合性尿失禁**：腹圧性と切迫性が混ざった症状です。
- ■ **溢流性尿失禁**：尿がだらだらと出ている、いつもお腹に力を入れて出している状態（腹圧排尿）。病態的には尿閉と同じです。残尿測定→残尿多量。しばしば感染していることがあり、時に腎機能障害もあるので、専門医の受診をすすめます。

尿失禁タイプの特徴

失禁のタイプ	特　　徴	排尿日誌の特徴	理　　由
腹圧性尿失禁	腹圧時に漏れる	就寝時は漏れなし 漏れ方に法則性なし 起床時の膀胱容量は正常	腹圧は夜間にはかからない 腹圧は不規則にかかる 膀胱は正常
切迫性尿失禁	ある程度溜まると強い尿意を我慢できず漏れる	頻尿を伴うことが多い 夜間排尿もある 量がある程度溜まると漏れる法則性 強い尿意を伴う	膀胱が過敏で頻尿となる 膀胱の容量が小さいことが多い
溢流性尿失禁	残尿が溢れ出る	物理的原因の場合は頻尿となる 神経の損傷の場合は気付かない 少量ずつ漏れる 法則性はない 夜間の漏れあり	残尿が増加した時、腹圧がかかった時に漏れやすく、法則性がつかみにくい 寝ている間は尿が溜まりやすく漏れやすい
機能性尿失禁	認知・運動機能の低下	排尿パターンは正常	膀胱には問題がない
心因性尿失禁	緊張時に排尿	就寝時、起床時は正常	膀胱には問題がない

尿失禁の原因

　ハンモック（骨盤底筋）が引き伸ばされたり、傷ついたり、ゆるんでしまうと起きます。

　比較的若い人の産後の尿もれは、ハンモック（骨盤底筋）がいったんゆるんでもすぐに回復し、尿もれも治ることが多いのですが、妊娠・出産を２、３回繰り返すと、ハンモックが伸びて回復しなくなり、尿もれが完全には治らず残る場合があります。

■その他の原因：

　肥　満：脂肪でハンモックがゆるむ。

　更年期：尿道を安定化させる働きの「女性ホルモン」が低下すると、やはり、尿道がぐらつく。

　年　齢：年齢を重ねると、筋肉が弱くなり尿もれを起こす。

　排出障害：前立腺肥大症など。

　膀胱排尿筋の力が弱い：神経因性膀胱。

骨盤底筋体操

A

①全身の力を抜きます。
②背筋を伸ばして、足を肩幅に開き、お腹に手をあてます。
④そのまま息を止めないで、肛門・膣をゆっくりと引き締めます。
⑤5秒間、我慢できるかを確認しましょう。 ⟶ 持久力

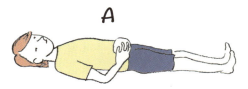

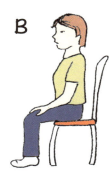

B

①椅子に浅く腰掛けます。
②背筋を伸ばして、顔はまっすぐ前を向きます。
③肩の力を抜き、お腹に力を入れないようにして、肛門・膣を引き締めて10秒間そのまま。
④ゆっくりと力を抜きます。
⑤これを4、5回繰り返します。

C

立ったままでも、テーブルなどを利用して、手をつき、Bと同じように、肛門・膣を引き締める動作を繰り返します。

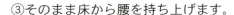

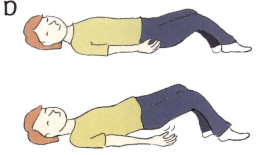

D

①全身の力を抜きます。
②背筋を伸ばして、膝を立てて肩幅に開きます。
③そのまま床から腰を持ち上げます。
④息を止めないで、肛門・膣を引き締めます。
⑤そのまま姿勢を保ち、ゆっくりと腰を床に下ろします。

頻尿が起きるメカニズムと原因

■尿量が多い──正常では2500ml程度まで。
　　　　　　──夜間の多尿が夜間頻尿と関連する。
■膀胱容量が小さい──通常は300〜500mlは溜められるはず。
■精神的要因（心理的要因）──膀胱機能は正常でも、心理的要因で頻尿を訴えることはしばしばある（心因性頻尿）。

頻尿が起こる原因として、
①膀胱炎　②過活動膀胱　③水分の摂取量が多い　④膀胱容量が小さい　⑤心因性頻尿　⑥尿崩症
などの疾患などがあげられます。
夜間頻尿の場合は、
①寝る前の水分摂取　②心臓疾患、腎臓疾患などの基礎疾患　③利尿剤　があげられます。

頻尿の種類と原因

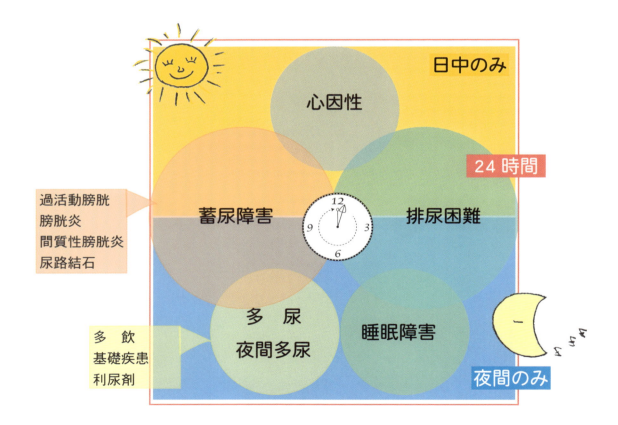

note

排尿日誌のつけ方・読み方

排尿日誌のつけ方

排尿日誌

排尿時間	8月7日（水）			8月8日（木）			8月9日（金）		
	トイレ (ml)	漏れ	水 分 (ml)	トイレ (ml)	漏れ	水 分 (ml)	トイレ (ml)	漏れ	水 分 (ml)
午前6時	150			150					
	30			40		お茶200			
8時	100		お茶200 牛乳100	120					
10時	80			140		珈琲100			
正午12時	120			90		珈琲120 牛乳200			
午後2時			珈琲200	90					
						紅茶100			
4時	100		珈琲200	110	●				
	60					珈琲100			
6時	110		お茶250	150					
	60			50					
8時			水100	90		お茶100			
				30					
10時	180	●		170		みかん			
					●				
午前0時	90			100					
2時			180						
4時			90						
6時									
1日の合計 回数・量	11回 1,080ml	1回	8回 1,320ml						
備　考	薬を飲み忘れた（朝と昼）、 風邪気味、軽い咳が出る								

・最低24時間はつける
・排泄時間・尿量
・失禁の有無・残尿
・水分摂取
・出方・誘導の有無など

おしっこが出たかどうかの確認だけでなく、分析に利用する

排尿日誌の読み方

正常な排尿状態

項　目	状　態	備　考
日中の排尿回数	4〜7回	数が多ければ頻尿
夜間の排尿回数	0〜1回	
最大膀胱量	500cc〜200cc	以上であればためすぎ
最小膀胱量	190cc以上	少なければ残尿か膀胱が小さい
夜間の排尿量	日中より少ない	多ければ夜間多尿

正常な排尿日誌

時　間	排尿量 cc	漏れ	水分摂取量
7:00	420		350
10:30	320		460
12:45	250		300
16:10	200		200
19:50	280		500
21:45	340		
合　計	1810	なし	1810

排尿回数6回、最大尿量420cc、最低尿量200cc

46

記録、そしてアセスメント

記録すること
- ・排尿時間
- ・排尿量
- ・漏れた時間
- ・水分摂取時間

⇨

アセスメントできること
- ・排泄のパターン
- ・失禁のタイプ
- ・水分の摂取量
- ・治療の効果
- ・水分摂取量

失禁の原因を考える

■**排尿・排便の機能の問題**

　膀胱・尿道、直腸・肛門の問題

■**機能性尿失禁の可能性**

　認知症、ADL 障害

■**尿意・便意があるのに訴えない**

　めんどうくさい、あきらめ、遠慮、不正確な認識

■**環境の問題**

　排泄用具、住環境、人的環境、経済状況

＊対策の決定は、ケアチームのコンチネンスケアへの理解と協力体制が必要

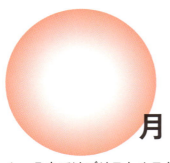
◯月

My own Unko Calender

あなただけの「ウンコカレンダー」です。あなたの健康の基本です！

1〜7まではブリストルスケール（BS）の番号です。便の量を書き込んでください。

日 \ BS	曜	1	2	3	4	5	6	7
便の性状 BS								
1								
2								
3								
4								
5								
6								
7								
8								
9								
10								
11								
12								
13								
14								
15								
16								
17								
18								
19								
20								
21								
22								
23								
24								
25								
26								
27								
28								
29								
30								
31								

	便の量
1	付着程度
2	ウサギの糞大
3	ウズラの卵大
4	鶏卵大
5	バナナ大
6	バナナ1本以上
7	水様便

便の量をこの数字で記入してください！

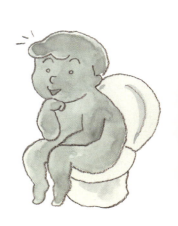

グァー豆由来のプロバイオティクス
発酵性の水溶性食物繊維（PHGG）

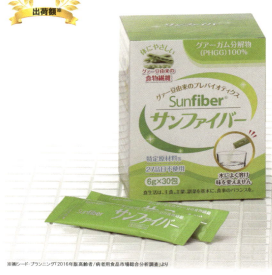
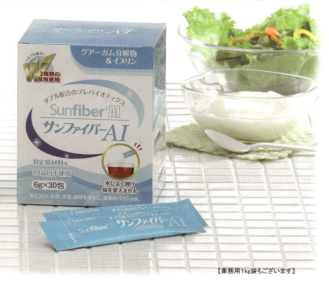

世界30ヶ国・国内5000ヶ所以上の
医療機関・介護施設で使用されている信頼のブランド Sunfiber®

商品に関するお問合せ・サンプルご依頼は　太陽化学株式会社 メディケア事業　TEL.059-328-1249

人も地球も健康に
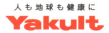

大好きな人に、ヤクルトを。

あなたがはじめて飲んだヤクルトは、
誰に渡されたものですか。
きっとその人は、あなたのことが大好きな人。
だってヤクルトは、
元気な毎日を過ごしてほしい人に、渡すものだから。
そのために、みんなに安心して飲んでいただける品質を
ずっと守りつづけてきました。
1本のヤクルトは、150項目以上の品質チェックをして、
お客さまのもとへお届けしています。
誰もが願う すこやかな明日のために、
今日もたくさんのスタッフが乳酸菌をみつめています。

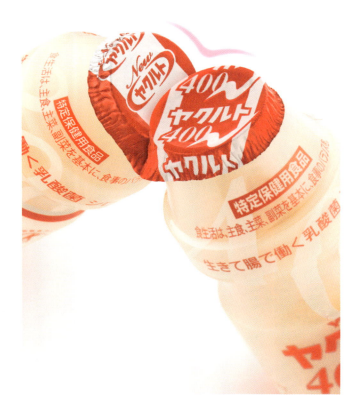

株式会社ヤクルト本社　中日本支店
〒530-0001 大阪市北区梅田2-5-25 ハービスOSAKA 16階
［お申し込み・お問い合わせ］
0120-11-8960（受付時間 9:00～17:30 土・日・祝日・夏季休業・年末年始等を除く）
イイ ヤクルト

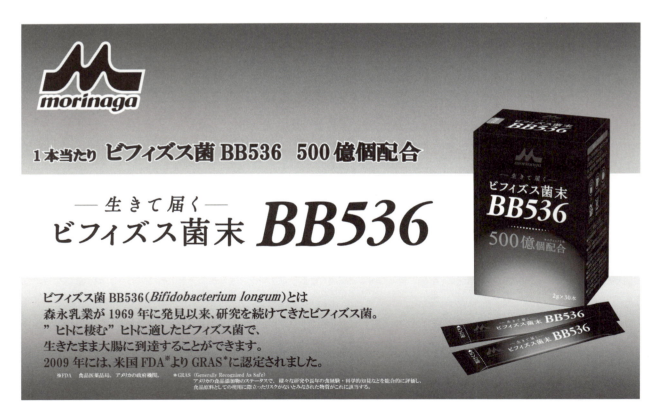
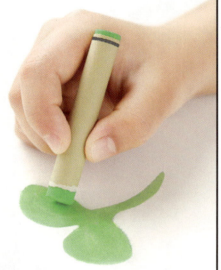